AF475850

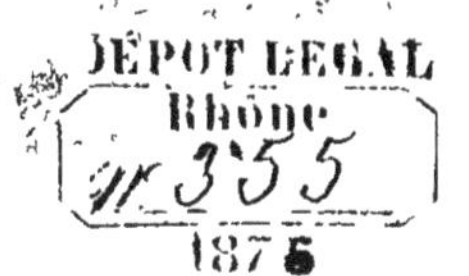

NOTE A L'ARTICLE KOUMYS

DU PHARMACOLOGISTE

Le passage du texte, auquel se rapporte la note qui va suivre est ainsi conçu :

(1) *Faute de Koumys pour servir du ferment, on fait du ferment en faisant fermenter le lait qui n'a pas besoin de ferment pour fermenter, et qui produit le ferment par le fait même qu'il fermente.*

(1) Qu'on nous pardonne cette logomachie, en vue des conséquences qu'on doit en tirer à l'égard de la théorie de la fermentation que M. Pasteur voudrait faire accepter, celle de la préexistence des ferments, à la fermentation et à l'indispensabilité de leur présence pour que la fermentation puisse avoir lieu. Ce fait, qui se produit dans la fabrication du koumys, aussi bien que dans la préparation de tous les liquides fermentescibles et dans toutes les espèces de fermentations, prouve évidemment que si le ferment aide à la fermentation, c'est cependant de celle-ci qu'il tire son origine. Les substances susceptibles de fermenter ont une constitution chimique tout autre que stable. La moindre variation dans leurs conditions atomistiques, occasionnées par la nature des interventions qui les environnent, changent les rapports des molécules intégrantes, provoquent d'autres modes d'affinité et partant, d'autres combinaisons moléculaires ou atomiques. Parmi ces transformations, il y a celle de la production des ferments, et certes, elle n'est pas la seule, et les ferments ne sont pas, dans tous les cas, les mêmes. De cette manière, on se rend compte de la formation spontanée, non-seulement des ferments, mais de tous les autres produits résultant de ce pêle-mêle de principes constitutifs des corps, de ces diverses aptitudes prises par les affinités, et de tous les phénomènes que présente la perpétration d'un travail de décomposition et de recomposition matérielles. Est-il besoin d'introduire dans l'interprétation de ce phénomène d'autres éléments en dehors de ceux qui réellement existent, c'est-à-dire de ceux qui sont représentés par les conditions chimiques de constitution matérielle, et celle du milieu qui entoure le corps même qui en est le sujet? Et, pour se rendre raison de la prolification de ces ferments, sommes-nous autorisés à les envisager comme des premiers spécimens d'organisation vivante, plutôt

qu'autant de principes immédiats sans organisation aucune, et agissant tout au plus par leur présence? Un liquide en fermentation qui produit un de ces principes, ne peut-il pas, en un clin-d'œil, en reproduire des milliards sans la présence d'un ferment, et à plus forte raison, si l'on veut, par sa présence?

Jusqu'à preuve convaincante, ces prétendus germes aériens pourraient bien n'être que des simples détritus minéraux et même organiques, si l'on veut ; — dans ces régions de la pensée, une hypothèse en vaut une autre — mais ne renfermant pas l'étincelle de la vie. Qu'on plonge dans un liquide saturé de molécules salines un tout petit cristal, et du soir au matin, ce cristal en aura autour de lui une quantité innombrable. C'est bien le petit cristal qui détermine la cristallisation ; mais dira-t-on qu'il l'engendre ? Ce phénomène, qui s'explique par les lois de la cristallisation, et qui est du ressort de la physique, a son pendant dans ce qui se passe dans la fermentation, et qui appartient de droit à la chimie minérale et à l'organique à la fois, car les résultats tiennent aussi bien de l'une que de l'autre. S'il y a entre ces deux faits la plus grande analogie, il y a aussi, il faut le dire, des différences dont il faut tenir compte. Tandis que la cristallisation des minéraux se résout dans une superposition de molécules qui s'agglomèrent, la fermentation désassocie d'abord les molécules pour leur donner après de nouveaux modes d'association. Mais rien ne s'oppose à croire que l'un et l'autre de ces deux phénomènes ne puissent s'accomplir spontanément, aussi bien que par l'intermédiaire d'un agent provocateur. Les deux modalités impondérabilistiques, l'électricité et la chaleur, sont du nombre de ces agents, et sans contredit, aussi le petit cristal pour la cristallisation minérale, et les ferments pour la fermentation.

Nous ne pousserons pas plus loin cette analyse comparative entre ces deux phénomènes, quoique même, dans une certaine mesure, les résultats de la fermentation raffermissent l'analogie qu'il nous semble exister avec la cristallisation purement minérale. La fermentation aussi produit des cristaux et multiplie l'agent provocateur, comme le multiplie la cristallisation des minéraux, surcroît d'analogie qui nous engage à rayer de la langue microscopique le mot propagation, pour nous servir exclusivement de ceux de reproduction, ou de multiplication, comme étant moins sujets à controverse.

Loin de contester l'opportunité de la présence de ces détritus répandus dans l'air pour déterminer, dans certains cas, certaines fermentations et leur mise en train, — car, s'il ne nous coûte pas de les envisager comme agissant par leur présence, comme le petit cristal dans les cristallisations minérales, — il nous en coûterait énormément, si l'on nous forçait d'acquiescer aux conséquences que M. Pasteur prétend en tirer, car la question soulevée par la théorie du célèbre chimiste est une question chronologique, pour ainsi dire, et cette question n'a pas été résolue. En effet, ce détritus tombe providentiellement, au moment voulu, dans un liquide fermentescible et y détermine le travail fermentatif. Rien de mieux; mais la formation des ferments précède-t-elle la mise en acte de la fermentation, lui est-elle contemporaine, ou ne s'accomplit-elle qu'après? Pour aplanir ce doute, on procède par voie d'affirmation, genre de dialectique qui peut avoir pour elle le prestige de l'autorité, mais qui n'a, certes, pas l'avantage de commander la conviction. Non, la date de la naissance de ces petits êtres, chargés de vivifier leur berceau en le détruisant, n'est pas encore déterminée, et elle l'est si peu, que si nous avions un brin d'autorité pour pouvoir affirmer, nous affirmerions hardiment qu'il y a fermentation au moment de leur apparition, et qu'ils en sont tout simplement les produits. Nous irions volontiers encore plus loin et, au besoin, affirmerions-nous que dans les milieux où s'accomplissent l'une après l'autre maintes espèces de fermentations, il n'est nullement besoin d'invoquer la chute, du ciel, d'un germe ou de plusieurs germes, créés exprès pour la circonstance. Outre que de récentes expériences, dont nous rendrons compte plus tard, tendent à ôter aux ferments toute spécialité d'action, il est à tenir compte encore que si ces fermentations successives observent un certain ordre, lorsqu'on n'en trouble pas la marche, il n'en est pas de même si quelques circonstances accessoires se présentent, susceptibles de changer les conditions de la matière fermentante. Si le moût de raisin ou de bière est trop aqueux, le germe aérien, qui porte en lui le *fiat* d'un ferment alcoolique, se verra forcé d'accoucher de vibrions de l'espèce la plus putride. Ce fait, qu'on ne saurait révoquer en doute, prouve que c'est la nature des substances fermentantes qui décide du genre de la fermentation et, conséquemment, de la nature des ferments. Il y a tout à parier que des vibrions, qu'on sait être des ferments, mis à pleines mains dans du moût riche en matière sucrée, permettraient, malgré leurs mauvais instincts, d'obtenir du bon vin et très-alcoolique.

Pourquoi les vignerons qui n'entendent pas de bruissement dans leurs cuviers, s'empressent-ils d'ajouter à la matière qui paraît attendre l'arrivée du ferment alcoolique, pour se remuer du sucre de glycose ou de la cassonnade? Est-ce pour donner des forces au ferment, est-ce pour le nourrir ou bien est-ce pour augmenter l'élément indispensable à la fermentation alcoolique, la matière sucrée? Sans cette addition son vin tomberait en eau, même avant de se faire, et pour peu qu'il attendît, il aurait la douleur de ne soutirer que du mauvais vinaigre, ou un liquide sur la voie de la putréfaction. Il n'y a qu'une idée dominante, qui puisse donner assez de forces et suggérer assez d'aperçus ingénieux pour résister à l'évidence.

Réduisant ainsi les soi-disants germes aériens, à leur véritable proportions de détritus appartenant aux trois règnes, nous ne saurions les envisager comme ayant un type propre à chacun, ni une action fermentative spéciale. Tout en admettant que par leur présence ils puissent provoquer l'une ou l'autre des fermentations admises, les faits nous obligent à ne reconnaître d'autre action de leur part que celle qui exerce le petit cristal dans l'association cristalline des motécules minérales. Mais cela admis, puisque l'analogie en quelque sorte nous le permet, empressons nous d'ajouter que si dans certaines fermentations, l'influence des prétendus germes et des ferments est incontestable, elle n'est pas indispensable. Ajoutons encore que s'ils augmentent le travail fermentatif, rien nous prouve qu'il y ait des germes qui engendrent les ferments, et qui plus est des ferments spéciaux, car eux-mêmes ne le sont pas. Indifférent à produire une fermentation ou l'autre, ils provoqueront celle qui est fixée par la composition de la matière fermentante, et par suite les ferments propres à chacune.

Les bacteries, les vibrions, les monades et les kolpodes *anérobie* ou *anaérobie* soient-ils, sont chacun un des multiples composés, résultat du travail fermentatif ni plus ni moins que tous les nouveaux corps auquel donne lieu la fermentation. Comment agissent-ils une fois formés? M Pasteur nous le dit lui-même dans le passage suivant. « Le ferment est un être vivant qui s'est multiplié, grâce à un transport incessant de la matière fermentescible au ferment. » Qu'on ôte le mot *vivant*, et il ne restera plus que le petit cristal qui nous sert de comparaison. C'est donc par une action de présence, catalytique disaient Berzélius et Mitscherlich, que la multiplication a lieu ; manière de se propager inconnues dans le règne végétal et dans le règne animal, et qui à elle seule, prouve qu'en fait de ferments on n'a point affaire à des êtres jouissant d'un mode de vie quelconque. Il ne leur reste plus que le mouvement comme caractère d'animalité et encore celui-ci n'est pas un caractère assez spécifique pour faire croire que là où il y a des faits de mouvement il y ait nécessairement la vie.

Pour achever l'analyse de ce qu'on pourrait appeler les prémisses de la théorie de M. Pasteur, nous n'avons rien de mieux à faire qu'à transcrire les paroles que M. Pasteur a prononcé lui même à l'Académie de médecine, et que nous trouvons dans le bulletin des travaux, de celle-ci, raportées par M. Bouillaud, à la page 344, séance du 23 mars 1875. Voici ce qu'on y lit : « La puissance de la vie a été telle, dans ces infimes vibrions, que nous avons semé, qu'ils ont pu former toutes les matières albuminoïde, azotées, phosphorées et sulfurées de leur corps, toutes les matières grasses, toute leur cellulose ou leur *chitine* à l'aide de l'azote, du phosphore et du soufre enlevés à des phosphates ou à des sulfates d'ammoniaque qui se sont copulés avec la matière hydrocarbonée de l'acide lactique » et un peu plus après à la même page, il conclut — *quand il y a vie sans air, il y a fermentation, et quand il ya fermentation il y a vie sans air* — Cette proposition est envisagée par M. Pasteur, comme la pierre fondamentale de son édifice théorique, car il ajoute à la page suivante que — *si cette proposition de la vie sans air est vraie la théorie subsiste : si elle est inexacte la théorie s'écroule.*

Toute cette théorie de la fermentation lactique et autres repose, on le voit sur l'hypothèse que le ferment soit un être vivant qui se nourrit du milieu dans lequel il est plongé et en décomposent les corps qui y sont contenus s'approprie ce qui convient le mieux à sa constitution, et sans doute aussi à ses goûts. On conçoit facilement quel désordre dans la constitution moléculaire doit se produire par suite de cette manière spagirique, de se nourrir qu'observent ces ferments, sans compter la transformation que l'aliment doit subir lui même. Les divers produits de la fermentation se formeraient par suite des repas du ferment, les uns résultants de l'action propre à l'organisme même du ferment, les autres comme conséquence du bouleversement de composition du milieu, à cause de sa voracité si raffinée. Peut-on s'arrêter à examiner si cette théorie est admissible, du moment que l'animalité du ferment est tout autre que démontrée, que l'on sait assez généralement que putréfaction et vie sont deux idées qui hurlent de se voir dans une même phrase ; que l'alimentation des ferments n'est rien moins que chimérique, et que si l'analyse même de ces ferments donnait tous les principes constitutifs que M. Pasteur énumère, ce fait ne prouverait pas que les ferments se laisseraient assimilés.

On n'a pas constaté, que nous sachions, que les ferments grandissent et grossissent, ce qui nous laisse croire qu'ils gardent la taille qu'ils ont en naissant pendant toute leur existence. Et faudrait-il crier à l'absurde, si l'on s'entendait dire que la fermentation sans air ou avec air les forme par le dédoublement simultané ou successif de tous ou d'une partie des principes constitutifs de la matière fermentante, et cela à l'aide des affinités chimiques, et très-vraisemblablement par l'intervention aussi d'une action osmotique de membranes, qui ne sont elles-même que le résultat spontané d'agglomérations matérielles, provoquées, elles aussi, par le jeu des affinités, ni plus ni moins que les autres corps que l'on rencontre après la fermentation ? Le microscope ne nous dit pas le pourquoi de toutes ces productions fermentatives ; mais il nous fait cependant assister au travail chimico-mécanique de la formation des ferments qui, ainsi que nous l'avons dit, se multiplient, sans se propager. Des observations microscopiques, instituées avec soin et intelligence par des savants italiens d'un grand mérite, MM. Macagno, Balsamo Crivelli et Maggi, ne laissent aucun doute au sujet de la formation toute spontanée, hétérogéniste, de toutes pièces, en un mot, de petites granulations qui apparaissent en si grand nombre au commencement de la fermentation et qui, certes, ne reconnaissent d'autres père et mère que le dédoublement de la matière, qui toujours sous l'influence et la direction des affinités, se désagrége pour se recomposer du même coup sous des formes différentes. Chacune de ces granulations a une certaine durée d'existence, et. pendant cette existence, le liquide subissant encore une transformation morphologique — différente de la première, en raison des mutations constitutionnelles consécutives à la formation desgranulations — donne lieu à un produit qui n'est qu'une fine toile imperceptible à œil nu, et qui forme, par sa disposition, un amas d'alvéoles, entre lesquels, naturellement, les granulations sont obligées de se nicher. Dès ce moment, il y a un organe membraneux — si nous pouvons nous exprimer ainsi — et, par conséquent, une action endosmotique et exosmotique entre le liquide du dehors et le liquide plasmatique contenu dans ces alvéoles fermés, ou autrement, dans ces cellules. Le liquide plasmatique produit d'autres granulations qui, par superposition, peut-être, de nouvelles matières, grossissant, aboutissent ainsi au déchirement de la toile cellulaire, et ainsi de suite, jusqu'à ce que toute la matière organique, ou à peu près toute, ne se soit transformée. En est-il de même de tous les ferments ? Nous ne le pensons pas, car bien des ferments, comme les bactéries, les vibrions et d'autres encore, semblent sortir de la matière fermentante, tout faits comme Minerve de la tête de Jupiter (1).

(1) Ce qui est de nature à engendrer quelque obscurité dans l'esprit préoccupé de la recherche de la nature et du rôle de ces petites productions fermentatives, c'est de ne pas tenir compte d'une particularité, qui, à notre avis, peut, mieux que toute autre, nous inspirer un concept plus conforme à la réalité. En effet, il est le propre de la matière organique vivante et morte de se tenir toujours dans un état de composition transitoire, — et voici la particularité à laquelle nous faisons allusion. — Pendant la vie, ces cristallisations gazeuses éphémères aboutissent à des décompositions iden-

Les affinités chimiques, à qui l'on doit la décomposition fermentative, trouvent dans les substances qu'elles décomposent les conditions indispensables pour accomplir leur œuvre de reconstruc-

---

tiques à ce qu'était la matière organique avant sa décomposition. ou autrement le remuement moléculaire assimilatif n'a pour résultat que de nouvelles recompositions, pour ainsi dire isomorphes avec la matière qui se désagrége, et c'est ainsi que la nature semble procéder pour maintenir l'intégrité de la matière vivante, tout en la remuant sans cesse. Dans la matière morte, le même remuement fermentatif, si l'on veut, continue, pourvu, toujours, qu'on ne l'arrête pas par des moyens artificiels ; mais les résultats de la réformation, qui viennent à la suite de la décomposition, ne ressemblent plus à ce qu'était la matière organique un instant avant de se décomposer. Voici la formule de notre idée : « Cristallisations organiques toujours en voie de se déformer et de se reformer : pendant la vie, en se déformant, elles se reforment ; pendant la mort, en se déformant, elles reforment toute autre chose : isomorphisme pendant la vie, hétéromorphisme pendant la mort ; conservation des êtres dans le premier cas, leur destruction dans le second, quelles que soient les phases par lesquelles cette destruction passe. » Parmi ces produits de la substance organique morte, se peut-il qu'il y en ait de vivants, et devrait-on croire, avec M. Pasteur, *que la putréfaction soit un phénomène non de mort, mais de vitalité?* Rien ne s'y oppose, si ce n'est la manière de le démontrer. Au risque de nous répéter, nous dirons que la contractilité, la vibralité, si je puis m'exprimer ainsi, ne suffisent pas pour constituer la vie, et la nutrition de ces produits et leur propagation ne sont pas absolument acceptables, ne les ayant jamais vus se nourrir ni se propager. Incontestablement, ils sont composés de matière organique ; ils bougent, ils se multiplient, ils agissent même en provoquant la fermentation et la putréfaction, Mais tous ces faits ne suffisent pas à constituer pas même le plus petit spécimen de vie. La contractilité, l'excitabilité, l'irritabilité hallériennes sont des propriétés propres à certaines agglomérations organiques, qu'il ne faut pas confondre avec les agglomérations organisées à la façon vitale. La multiplication de ces produits et leur action fermentative appartiennent à l'ordre des actions catalytiques. S'il y a nutrition, et rien ne le prouve, ce serait la nutrition d'un cristal minéral, qui grossit par superposition de la matière adjacente. La putréfaction, envisagée de cette manière, tout autre que représenter un phénomène de vitalité, est la dernière évolution de la matière organique, pendant laquelle cette matière perdant successivement, les uns après les autres, en bonne partie, ses principes constitutifs, perde aussi, l'une après l'autre, toutes les propriétés qui lui sont inhérentes, non comme matière vivante, mais simplement comme matière organique. Le premier ferment d'un organisme en voie de se putréfier, témoigne de l'absence de la vie, le dernier qui existe encore, jusqu'à ce qu'il y ait un peu de matière organique pouvant fournir du carbone, ainsi que le dit M. Pasteur, — marque, avec sa disparition, l'éparpillement total de ses principes constitutionnels. Et ainsi s'évanouit la vie, et disparaît la matière qui a vécu.

tion. Mais qu'on n'aille pas croire que ces nouvelles agrégations organiques résultent plus stables que celles d'où elles proviennent. Les ferments, eux aussi, fermentent, ou autrement, se décomposent. L'heure de leur désagrégation arrive lorsque les matériaux, pour leur multiplication, tarissent, — car ces matériaux s'épuisent à les faire et non à les nourrir. — Sans l'intervention d'un menstruc anti-septique, ou mieux qui, par une raison ou par une autre, modifie les ferments ou paralyse les affinités, ces ferments, même ceux créés par la fermentation alcoolique, prennent part à un autre mode de fermentation, qui les décompose pour se servir de leurs débris pour en former d'autres d'une nature conforme à la fermentation qui s'accomplit. Ils ne se métamorphosent pas dans l'acception du mot : leurs principes constitutifs se disposent différemment.

Au courant de toutes ces compositions et recompositions, et d'un dédoublement à un autre, la partie organique de la matière fermentante change d'état, et successivement un gaz après l'autre se répandent dans l'atmosphère. Ainsi, les éléments principaux de la matière organique quittent les matières minérales fixes, proprement dites, et il ne reste plus, comme *caput mortum* de la fermentation, que — pour nous servir des paroles de M. Pasteur « des cendres, comme si l'on avait appliqué le feu à la matière. » La fermentation, qu'est-elle donc, et les ferments, que sont-ils ? *Le travail fermentatif, tel que nous le concevons, est une opération chimique, exclusivement du ressort des affinités, à l'aide de laquelle la nature arrache, l'un après l'autre, tous les éléments qui entrent dans la composition de la matière organique, d'où la vie a disparu, pour être transportée dans ce vaste océan aérien, où tout être organisé puise, plutôt que les germes, les agents de la vie.* La fermentation n'a rien de physiologique, et les ferments encore moins, ne servant que de moyen de transition entre une fermentation et une autre, dans le cas de fermentation multiples, et dans les fermentations simples, ne marquant que la dernière étape de la décomposition putride. Par la fermentation, la nature dédouble les substances organiques mortes pour en extraire tous les éléments susceptibles de se gazéifier, et donnant à chaque mode de dédoublement une empreinte particulière, marquée par la présence d'un ferment spécial. Voilà ce que c'est, à notre avis, le ferment.

M. Pasteur demande des expériences qui détruisent les siennes. Nous pourrions lui conseiller de lire le compte-rendu des expériences faites par M. le Dr Macagno, insérés dans les numéros de février et d'avril des *Annales de chimie appliquée à la médecine*, rédigés par M. le Dr Polli, de Milan, et même les travaux de MM. les professeurs Maggi et Cantoni, dont il est question dans les comptes-rendu de l'Institut lombard, au mois de février 1875. Quoique l'opinion de ces savants vienne appuyer solidement la nôtre, pour le moment, nous croyons ne pas devoir nous y arrêter, attendu que, pour notre cause, nous pouvons admettre les expériences que M. Pasteur a présentés à l'Académie, car il nous est agréable de reconnaître, qu'au point de vue de la manière dont elles ont été conçues et conduites, certes, elles ne laissent rien à désirer. Pour nous, les questions qui se rattachent à la génèse des êtres et à la source de la vie, nous craignons bien qu'elles ne puissent se résoudre par la voie expérimentale, attendu que, chimiquement, l'on ne peut agir que sur la matière morte. Dans ces expériences, manque un élément sans lequel il n'y a point de vie, et qu'on est obligé de l'y introduire arbitrairement. M. Pasteur, (et on peut le dire) de *motu proprio*, amalgame la vie à la fermentation ; il associe ainsi deux idées qui, pour nous, se contredisent et qui, à vrai dire, ne ressortissent aucunement de ses expériences. C'est pourquoi nous nous permettrons de penser que ce n'est pas tout que de faire de brillantes expériences, faut-il encore sainement les interpréter. *Judicium difficile*, disait Hippocrate, et comment l'interprétation ne serait-elle pas difficile dans cette circonstance, où les moyens manquent au but ?

Toutes ces questions appartiennent, pour le moment, à la haute philosophie et, comme telles, elles sont du domaine de la pensée. Les expériences matérielles peuvent inspirer des idées dont la pensée seule peut contrôler la valeur. L'observation microscopique ne saurait s'effectuer qu'à l'aide d'un instrument, qui ne nous dit pas ce que c'est, ce qu'il nous fait voir, et laisse, la plupart du temps, à l'imagination le soin de le deviner.

Cette seconde note correspond au passage suivant du texte :

L'auteur dit avoir reconnu au microscope dans une goutte de Koumys en état de fermentation avancée, le ferment de la levure de bière, de l'acide lactique, quelques globules graisseux, des cristaux, des sels, et un ferment, dit-il, qui rappelle le ferment gommo-mannitique de M. Pasteur.

(2) Les microscopistes, qui voient volontiers des ferments partout— quoique M. Colin de l'Institut déclare que pour lui les vibrions, les bactéries et ce qu'on lui a montré dans le laboratoire de M. Pasteur, ne sont que des corpuscules mouvants, detritus protéïques albumineux, qui en raison de leur petitesse sont agités

par le mouvement brownien — n'hésitent pas d'en admettre la présence simultanée dans les substances susceptibles d'effectuer plusieurs espèces de fermentation.

Le nombre qu'on en admet dans chaque cas particulier correspond au nombre de fermentations éventuelles auxquelles est assujette la substance fermentescible ; ni un de plus, ni un de moins de la quantité dont on a besoin pour interpréter ces fermentations successives, à l'aide de leur théorie, ou pour mieux dire, de leur hypothèse.

On sait que cette hypothèse consiste à admettre qu'il n'y a point de fermentation sans ferment, qu'il n'y a pas de ferment sans l'intervention de germes du dehors, et qu'en fait de ferments, il y en a autant qu'il faut pour expliquer tous les phénomènes inhérents aux multiples transformations de la matière organisée vivante et morte, — vivante pour en régler le rythme de ses vicissitudes, morte pour en faire des germes viables, et en ensemencer les vastes champs de l'océan atmosphérique. —

Cette idée, aussi brillante que poétique, qui rappelle en quelque sorte celle plus positive du *Circulus* de Pierre Leroux, a été développée à l'Académie dans sa séance du 9 mars par M. Pasteur avec tout l'entrain qu'on lui connaît et avec un accent de conviction à faire présumer qu'il y croit. Après avoir dit comme Hippocrate dans son *Memento homo, siccus ad siccum, humidus ad humidum,* il ajoute à l'idée hippocratique son idée à lui, c'est-à-dire que la matière minérale se sépare de la matière organique et retourne au sol, tandis que les spores et les Kystes des infusoires !!! survivent à la décomposition de la matière organique et sont soulevées en l'air en raison de leur légèreté. Là, ballottés par les vents ils s'arrêtent n'importe où pour y recommencer leur œuvre de vie et de décomposition. D'où, par le simple procédé de nous servir du mot de fermentation, au lieu de transformation assimilative, qui est le fait *sine qua non* de l'existence, nous pourrons conclure que notre vie n'est qu'un acte fermentatif, et que dans l'organisme chaque cellule se renouvelle sans cesse par l'action d'un ferment, dans la supposition qu'elle-même n'en soit un, car alors la vie ne serait que la caractéristique d'une fermentation biotique, effectuée par une propriété intrinsèque à toute matière organique.

Mais tenons-nous à l'énonciation du fait de l'existence en dehors de nous de germes de ferments les uns affectés à la décomposition des corps, les autres à leur développement et à leur entretien. Il y a donc des ferments reconstituants, qui sont chargés d'initier les êtres et leur administrer le baptême de la vie; et d'autres décomposants qui agissent totalement à rebours, mais qui n'ont pas la faculté de détruire un être sans lui permettre la consolation de laisser des germes après lui. Si, pour qu'une hypothèse soit admissible, il lui faut soutenir les dernières conséquences logiques des prémisses, sur lesquelles elle est basée, le lecteur pourra par lui-même s'assurer de la justesse de la portée de l'hypothèse qui nous occupe. Pour ce qui est de notre manière de voir à ce sujet, nous avouons être disposé à l'accepter lorsqu'on aura réduit au néant les deux faits qui suivent.

MM. Lachartier et Bellamy ont constaté, par des expériences très-concluantes, que les fruits de conserve, pendant le travail de leur maturation, produisent de l'alcool, indépendamment de l'intervention d'un ferment, puisque le microscope n'en décèle pas la présence.

D'autre part, M. Duval, de Versailles, s'est livré, lui aussi, à des expériences qui tendraient à ôter toute spécificité aux ferments, ayant pu réussir à faire de l'acide lactique et de l'acide benzoïque par la seule intervention du ferment alcoolique.

Ainsi, d'un côté fermentation alcoolique sans ferment du même nom, de l'autre fermentation lactique et benzoïque par un ferment alcoolique, deux ordres de résultats qui ne se laissent pas encadrer dans l'hypothèse que la fermentation implique toujours la présence d'un ferment spécial, propre à chaque fermentation.

M. Pasteur, jusqu'à présent, — au moins que nous sachions — n'a eu l'opportunité que de se féliciter de la communication faite à l'Académie, au nom de deux premiers expérimentateurs, qui ont obtenu de l'alcool sans l'intermédiaire du ferment alcoolique. Ses expériences lui avaient fait prévoir que cela devait être, et même l'avaient amené à admettre deux modes de ferments, qui diversifient entre eux d'après les conditions de leur existence. Tandis que les uns vivent à l'aide de l'oxygène de l'air, les *aréobies*, les autres prospèrent à l'abri de l'air, les *anaérobies*. A l'instar de la fécondation des plantes, qui s'accomplit dans les unes d'une manière patente, au grand jour, qui est, en un mot, phanérogame, et qui, dans d'autres, s'effectue clandestinement; qui est, nous voulons dire, cryptogamique, la fermentation alcoolique peut avoir lieu de deux manières différentes, c'est-à-dire au grand air, aussi bien que dans l'intimité des fruits, et c'est cette dernière qui a permis à MM. Lachartier et Bellamy d'obtenir de l'alcool de leurs expériences, sans emploi de la levure alcoolique. La formation de l'alcool dans les fruits n'implique pas nécessairement la fermentation alcoolique proprement dite, c'est-à-dire formation d'alcool, d'acide carbonique, d'acide succinique, de glycérine, de cellulose, de matières grasses, etc., et présence de levure, qui est l'agent provocateur du phénomène. C'est l'avis de M. Pasteur.

Maintenant que M. Pasteur a donné ce qu'il appelle l'équation de la vraie fermentation type, c'est à MM. Lachartier et Bellamy à analyser leurs fruits et voir si, outre l'alcool, il n'y trouveraient pas les substances dont le total forme, d'après M. Pasteur, la vraie équation de la véritable fermentation alcoolique.

Tout en prenant acte de la vigoureuse défense à l'aide de laquelle M. Pasteur a pu, ou su, ou cru profiter d'une objection très-embarrassante pour la faire servir à l'excellence de son hypothèse et à la justesse de ses prévisions, qu'il nous soit permis d'avouer ne pas comprendre comment cette fermentation des fruits peut avoir lieu, et quel est le mécanisme de son procédé — toujours au point de vue de l'hypothèse pastorienne. — Si nous écoutons M. Pasteur, voilà comment les choses se passeraient « la fermentation est liée à la vie sans air, à l'*anaérobie* et si la fermentation est la conséquence de la vie sans air, si elle est le résultat d'un *travail* propre à des *cellules* qui utilisent la chaleur de la décomposition de la matière *fermentante*, n'est-il pas nécessaire que toute vie, toute mutation des tissus, hors des combustions dues au gaz oxygène, engendre la fermentation ? »

Dans cette explication des fermentations sans air, il y a des mots qui nous arrêtent, nous rendent pensifs et nous empêchent de comprendre. Ce sont les mots soulignés et dont nous désirerions avoir la vraie signification. Les mots *travail*, qui est propre à des *cellules* qui *utilisent* la chaleur de la décomposition de la matière *fermentante*. Tout cela nous fait rêver. Qu'est-ce que c'est ce travail des cellules, et comment utilisent-elles la chaleur qui se dégage de la matière fermentante ? Et quel est le ferment propre à cette matière pour la maintenir en fermentation ? Voilà les données qui nous manquent et qui, à notre grand regret, nous empêchent de comprendre. Tâchons cependant de nous en tirer.

Puisqu'il s'agit d'une fermentation liée à la vie, on doit nécessairement penser que ce travail s'accomplisse simultanément aux actes vitaux de l'organisme. Or, parmi les actes vitaux des plantes, peut-être un des plus remarquables est de produire des fleurs et des fruits caducs aussi bien les uns que les autres. Admettons que ces parties caduques de la plante puissent conserver quelque temps l'étincelle de la vie ; mais cette étincelle s'évanouit à mesure que la fleur et le fruit ne peuvent plus tirer de la plante dont ils sont séparés les matériaux suffisants pour les récompenser des pertes gazeuses et vaporeuses qu'entraîne l'exercice de la vie. Les fleurs, après s'être fanées, se dessèchent et meurent, et les fruits tombés de l'arbre ou conservés pour les faire mûrir remplissent leur but, qui est de subir toutes les phases de décomposition qui doivent les réduire en fumier pour la nourriture du germe, aussitôt après que ce germe a épuisé la nourriture que peuvent lui fournir les cotylédons dont il est entouré. La pulpe des fruits n'a pas d'autre mission à remplir, et si nous leur en ménageons une autre, qui est celle de nous en alimenter, il n'est pas moins vrai que les semis d'arbres fruitiers réussissent beaucoup mieux lorsqu'on enterre le fruit entier, pulpe déjà décomposée et pepins tout à la fois.

Mais cette ou ces fermentations que subit le fruit avant de devenir fumier impliquent-elles la présence et l'intervention d'un fait vital quelconque ? Nous nous déclarons franchement pour la négative. Dans le règne végétal aussi bien que dans le règne animal, les parties molles les plus aqueuses fermentent plus ou moins vite si, par des moyens de conservation, on ne leur arrache la plus grande partie de leur eau de composition. Les bois, les fruits à coque osseuse, les os, les cartilages, etc., se conservent morts ; mais les fruits à pulpe aqueuse, les viscères des animaux, l'encéphale, tout, en un mot,ce qui est mou, passe bientôt à la putréfaction, parfois par plusieurs espèces de fermentation, et parfois y aboutissant directement, et cela, incontestablement par suite de leur constitution chimique.

Bien loin d'envisager la vie comme liée à la fermentation, nous sommes amenés par la nature de ce phénomène à croire que le renseignement le moins faillible de la disparition de la vie d'un organisme végétal ou animal, soit-il, est précisément ce travail de décomposition qui s'accomplit par les lois chimiques de la matière, lorsque la vie n'est plus là pour les tenir en échec. Les physiologistes ont toujours dit qu'un être organisé vivant résiste aux lois chimiques de la matière par un ensemble de fonctions, qui, d'après la formule de Bichat, s'opposent à la mort, ou, en d'autres termes, qui s'oppose à sa décomposition chimique, représentée par un mode quelconque de travail fermentatif. La fermentation n'est donc pas liée à la vie et moins encore elle en est la conséquence ; loin de là, elle ne peut avoir lieu qu'en son absence. Que si les chimistes se plaisent à voir un travail de fermentation partout où il y a dédoublement d'une substance quelconque, dédoublement qui a pour immanquable conséquence la formation de nouveaux corps, et qui, sous ce point de vue, envisagent le remuement moléculaire des organes vivants comme une série d'actes fermentatifs, libre à eux de confondre deux choses essentiellement distinctes. En effet :

Si, dans les premières phases de la décomposition de la substance nutritive, soit le système radicellaire des végétaux, soit le système digérant dans le règne animal, se présentent des phénomènes de dédoublement, et partant de fermentation, il n'est pas ainsi un moment après ; car une fois, au moins pour les animaux, que l'analyse de la substance alimentaire est accomplie et que la partie alibile parvient à se mettre en contact avec la fibre vivante pour la remplacer, il n'y a plus de fermentation proprement dite, il y a assimilation d'un côté de la matière alibile qui assume le caractère vital; de l'autre côté, la désassimilation de la matière vivante en un produit excrémentitiel, ou purifiable par de nouvelles additions du principe qui est indispensable au renouvellement incessant des différentes parties de l'organisme. Si le caractère essentiel de toute fermentation est la transformation de la matière fermentante en une série de produits, dont aucun ne ressemble à celui d'où il tire son origine; le propre de l'assimilation est de transformer le matériel organique, tout en la laissant ce qu'il est et ce qu'il sera, à quelques petites différencés près, pendant la vie. Voila la fermentation, — si tant est qu'on veuille l'appeler ainsi, — qui se lie à la vie; mais cette assimilation — parlons correctement, — diamétralement opposée à la fermentation que nous connaissons, réalise le phénomène surprenant de puiser dans l'inconstance crasique de la matière organisée la raison de la stabilité de sa composition. Ce phénomène se lie-t-il à la vie comme un effet à sa cause, ou bien comme une cause à son effet, c'est ce que personne ne saurait dire, et nous moins que les autres. Mais ce qui nous semble pouvoir affirmer, c'est que la chimie, portant son langage dans la science physiologique, mêlant fort mal à propos la vie aux simples transformations de la matière organique morte et bien morte, faisant des levures autant d'agglomérations d'êtres vivants, des proto-organismes, par la raison qu'ils se meuvent et qu'ils se propagent, — sans connaître cependant par quel procédé ils bougent et sont prolifères, — s'exposent à franchir des limites que le savant est tenu de respecter, sous peine de heurter à chaque pas à des objections assez fortes pour soutenir le choc de l'autorité et les expédients même d'un esprit qui en est le plus richement pourvu.

Eliminé ainsi de l'explication donnée par M. Pasteur, la vie, qui n'a rien à faire avec la fermentation des fruits, ni avec d'autre fermentation, il ne reste plus que le fait purement chimique, c'est-à-dire la décomposition de la matière fermentante, qui doit s'opérer ou par la mise en jeu des affinités chimiques, ou par l'intervention d'un ferment quelconque. Quel peut être ce ferment, — puisque chaque fermentation en présuppose un? — M. Pasteur ne le dit pas, et MM. Lachartier et Bellamy n'en ont point trouvé. Nous ne le rechercherons pas non plus, convaincus que nous n'aurions pas le bonheur de le rencontrer.

Acceptons le fait tel qu'il se présente, et gardons-nous bien de lui donner une entorse pour le faire entrer de vive force dans le cadre d'une théorie préconçue. Ne confondons pas la vie ni avec le mouvement brownien des infiniments petits, ni avec celui des vibrions et des bactéries, car, outre que tout ce qui bouge n'est, certes, pas nécessairement vivant, ces immondices microscopiques font œuvre de décomposition et de destruction, qui sont les effets antagonistes aux faits vitaux. Surtout, soyons sur nos gardes, lorqu'il s'agit de définir ce que nous apercevons sur le porte-objet du microscope, ou de fixer la véritable portée et la signification d'une expérience quelconque. Rappelons-nous qu'avec nos moyens d'investigation nous n'arrivons pas même au seuil du laboratoire, où la nature fait et défait continuellement son ouvrage. Nous apparaîtrons moins savants, mais, à coup sûr, serons-nous plus rationnels et moins fantastiques.

D. G. Luppi.

Lyon — Imp. Aimé Vingtrinier.

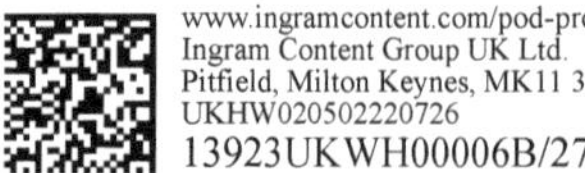
www.ingramcontent.com/pod-product-compliance
Ingram Content Group UK Ltd.
Pitfield, Milton Keynes, MK11 3LW, UK
UKHW020502220726
13923UKWH00006B/2718

9 782019 290047